COMITÉ VAUCLUSIEN D'ASSISTANCE AUX MILITAIRES TUBER

CONFÉRENCE

FAITE LE DIMANCHE 28 JANVIER 1917

PAR LE

Médecin-Major TRASTOUR

MÉDECIN EN CHEF
DE L'HOPITAL DES TUBERCULEUX DE SAINTE-GARDE

DANS LA

SALLE DE LA BOURSE DU COMMERCE

D'AVIGNON

AVIGNON
IMPRIMERIE AUBANEL FRÈRES, ÉDITEURS
1917

COMITÉ VAUCLUSIEN D'ASSISTANCE AUX MILITAIRES TUBERCULEUX

CONFÉRENCE

FAITE LE DIMANCHE 28 JANVIER 1917

PAR LE

Médecin-Major TRASTOUR
MÉDECIN EN CHEF
DE L'HOPITAL DES TUBERCULEUX DE SAINTE-GARDE

DANS LA

SALLE DE LA BOURSE DU COMMERCE

D'AVIGNON

AVIGNON
IMPRIMERIE AUBANEL FRÈRES, ÉDITEURS
—
1917

Le docteur Pamard ouvre la séance en ces termes :

MONSIEUR LE PRÉFET,
MESDAMES,
MESSIEURS,

J'étais tenté de commencer par vous citer le vers si connu du Fabuliste :

Un mal qui répand la terreur.

Mais on m'a fait observer, que la plupart d'entre nous ne se doutent, en aucune façon, du danger que fait courir au pays, la Tuberculose pulmonaire. Ce danger s'est singulièrement aggravé, depuis la guerre, du fait des malheureux, que l'on appelle si justement les blessés par tuberculose, qui sont réformés et renvoyés chez eux, où ils deviennent des agents de propagation de la maladie, en contaminant leur entourage.

Cette question a préoccupé beaucoup de bons esprits dans le monde gouvernemental et dans le monde médical. Ils se sont réunis et ont constitué le Comité central d'Assistance aux Militaires Tuberculeux, sous la présidence de M. Léon Bourgeois ; notre très distingué confrère, le professeur Letulle, en est le Secrétaire général.

Il y a un Comité dans chaque département ; les membres qui le composent dans Vaucluse m'ont fait l'honneur de me choisir pour les présider.

Vous n'êtes pas sans savoir, que dimanche prochain, 4 février, aura lieu dans toute la France une journée, qui, cette fois-ci, sera la *Journée des Tuberculeux*. Cette journée n'a pu avoir lieu dans le département de Vaucluse; elle a été renvoyée au 18 mars. Notre Comité a pensé à vous faire connaître auparavant ce qu'était notre œuvre et le but qu'elle se proposait. Il ne s'agit pas, en effet, de se borner à donner des secours pécuniaires à ces blessés par tuberculose. Il nous faut surtout faire leur éducation, leur apprendre à se soigner d'abord et leur enseigner les précautions qu'ils doivent prendre pour ne pas devenir les agents de propagation de la terrible maladie. Il faudrait aussi les mettre dans des conditions hygiéniques telles, qu'ils aient droit à la guérison.

Notre Comité a pensé, que nul n'était mieux qualifié pour vous dire tout ce qu'il est nécessaire que vous sachiez sur cette question, que M. le médecin-major Trastour, le médecin en chef de l'hôpital de Sainte-Garde, qui est réservé aux tuberculeux. Je ne vous dirai pas tout le bien que je pense de mon jeune confrère. Je suis un vieil ami de son père, qui a exercé, pendant cinquante ans, la médecine à Marseille, où il s'était fait une grande situation, et il est l'ami de mon fils; ils ont été ensemble dans les hôpitaux de Paris et ont été bombardés de compagnie à Sainte-Menehould, dans les premiers mois de 1915.

M. Trastour est allé sur le front dès le début de la guerre. Il était chargé d'un service à l'hôpital Dominique Larrey, à Sainte-Menehould, lorsqu'il a été envoyé à l'hôpital d'Avignon. C'est là qu'il a été désigné pour remplir les fonctions de médecin en chef de l'Hôpital des Tuberculeux de Sainte-Garde, quand celui-ci a été ouvert.

Je vous rappellerai volontiers, que le grand-père maternel de M. Trastour appartenait à une vieille famille avignonaise et que Mme Trastour est la fille du général Cherfils, qui a passé la plus grande partie de ses jeunes années à Saint-Didier, où ses parents dorment le dernier sommeil. Il n'a pas été donné au brillant officier de cavalerie de monter à cheval pour servir le pays ; il doit se contenter de le servir vaillamment avec sa plume.

Mais je ne veux pas abuser et retarder plus longtemps le plaisir que vous aurez à entendre notre conférencier.

M. Trastour, vous avez la parole.

Monsieur le Préfet,
Mesdames,
Messieurs,

Qu'il me soit permis, avant tout, de remercier M. le Préfet du très grand honneur qu'il nous a fait en venant présider cette réunion. Qu'il me soit permis aussi de dire à M. le Dr Pamard, président du Comité départemental d'Assistance aux Militaires Tuberculeux, tous mes remerciements pour la confiance qu'il m'a témoignée en me chargeant de prendre ici la parole. A vrai dire, j'ai d'abord hésité un moment avant d'accepter cette tâche. Je n'ai sans doute pas toutes les qualités requises d'un conférencier. Mais ma conviction profonde de l'utilité, de la nécessité de l'œuvre entreprise, me faisait un devoir de ne pas refuser d'aider personnellement, de tout l'effort dont je suis capable, ceux qui veulent bien se dévouer à cette tâche.

Vous tous qui êtes venus ici, sacrifiant quelques instants de votre journée de repos, dans le désir d'apprendre à payer votre dette à ceux qu'on a pu appeler les « blessés de la tuberculose », je vous dois aussi des remerciements.

Je voudrais que vous sortiez tous d'ici convaincus de l'utilité de l'œuvre entreprise et que vous puissiez, ensuite, répandre la bonne parole. La *bonne volonté* de tous, est indispensable, mais encore faut-il qu'elle soit *éclairée*. Peut-être beaucoup d'entre vous ne savent-ils pas au juste ce que c'est que la tuberculose. Ils connaissent certes ses méfaits. Mais ils ne savent rien sur les modes de propagation de la maladie, sur sa nature même. Or, pour bien se défendre contre un ennemi, il faut essayer de dévoiler d'abord ses moyens d'attaque.

Aussi bien ai-je pensé qu'il était nécessaire de vous éclairer d'abord sur toute l'histoire de la tuberculose, aussi brièvement que possible. Il me sera facile, ensuite, de vous montrer ce qui a déjà été fait par notre Gouvernement et ce qui reste à faire, ce que doit être la tâche du Comité départemental d'Assistance aux Militaires Tuberculeux.

Je vais donc commencer par vous parler de la tuberculose, des dangers qu'elle fait courir à nos concitoyens et des moyens de prévenir, dans la mesure du possible, le développement de cette redoutable maladie.

L'importance de cette question vous apparaîtra suffisamment, lorsque je vous aurais dit que chaque année il meurt en France 150.000 tuberculeux.

Il est impossible de rester impassible, les bras croisés, devant un pareil désastre qui se renouvelle ainsi chaque année, surtout à cette heure, où nous avons à déplorer du fait de l'horrible guerre que nous subissons, tant de morts, glorieuses il est vrai, mais qui n'en auront pas moins appauvri d'un total encore malheureusement indéterminé, mais que nous savons devoir être formidable, le chiffre de notre population. Ces 150.000 décès annuels pourront (et cela tous les médecins ont le droit et devoir de l'affirmer) être réduits dans une notable proportion, lorsque l'opinion de tout le public sera éduquée comme elle doit l'être sur cette grave question, lorsque chacun aidera, pour ce qui le concerne, les efforts que font en ce moment les pouvoirs publics pour remédier au mal que fait au pays cette redoutable maladie.

Pour cela il y a fort à faire.

Il semble, en effet, qu'à vivre constamment à côté de ce danger qui rôde, à toute heure, à la porte de chaque foyer, nous ayons laissé de côté toute crainte. Tant que la maladie n'est pas installée chez nous, tant qu'elle n'a pas atteint quelqu'un de nos proches nous préférons n'y pas penser.

Qu'il survienne une *épidémie*, qu'une maladie inaccoutumée fasse une apparition dans une ville, grande ou petite, immédiatement les autorités prennent, avec raison, toutes les mesures nécessaires et le public affolé les seconde. Il les accuserait volontiers même d'imprévoyance, d'incurie pour la moindre faute, pour le moindre manque d'énergie.

En 1884, le choléra sévissait à Paris comme dans plusieurs autres villes de France.

Grâce aux mesures prises contre l'épidémie, grâce aux précautions minutieusement observées par les habitants contre cette maladie d'extension pourtant redoutable, on put en restreindre les méfaits. Voici les chiffres de la mortalité à Paris, cette annnée-là, d'après le professeur Landouzy.

Pour 2.200.000 habitants, il y eut 57.000 décès. 969 avaient été le résultat d'une atteinte cholérique, 14.206 décès, le quart du chiffre total, étaient dus à la tuberculose, dont 10.702 étaient le fait de la tuberculose pulmonaire. Pas même un millier de décès dus au choléra qui avait tant effrayé la population et plus de 14.000 dus à la tuberculose dont chacun se considère volontiers comme à l'abri, jusqu'au moment où il en devient la victime.

Voulez-vous d'autres chiffres aussi caractéristiques ?

La plus meurtrière des épidémies de choléra, d'après le professeur Brouardel, a tué en deux ans (1854-55) 120.000 personnes en France. Comparez le chiffre de décès par tuberculose. C'est 150.000 chaque année. Notre indifférence, vis-à-vis de la tuberculose, n'est donc pas excusable eu égard à notre frayeur du choléra, si l'on songe que le choléra est un mal passager, heureusement exceptionnel, tandis que la tuberculose est là, qui guette chacun de nous à chaque instant et qu'elle tue chaque année, je le répète encore une fois, 150.000 Français.

Ai-je raison de dire, que la tuberculose mérite bien qu'on la craigne, qu'on la redoute, qu'on fasse tout le possible et même l'impossible pour restreindre ses méfaits.

Ceci dit, pour bien vous montrer l'importance et la gravité du sujet qui fait l'objet de cette causerie, je crois qu'il n'est pas inutile de commencer par vous expliquer, oh ! le plus brièvement possible, ce que c'est que cette maladie qu'on appelle la tuberculose.

Deux grands noms dominent toute l'histoire de la tuberculose, Laennec et Villemin, deux médecins français. Laennec qui, au commencement du XIXe siècle, en créant l'auscultation, donna, du premier coup, de la tuberculose pulmonaire une étude clinique si détaillée, si complète, si précise, qu'il n'y a presque rien eu à ajouter, ni à modifier depuis à ses descriptions. Il mourut vers trente ans, du mal qu'il avait si bien décrit, laissant un nom impérissable.

Villemin, un médecin militaire français, en 1865 démontra d'une manière irréfutable la contagiosité de la tuberculose. Ses expériences prouvaient que la tuberculose est une maladie virulente et inoculable et il indiquait son mode de propagation par les crachats desséchés.

Sa théorie eut des contradicteurs. Elle devait être victorieusement établie par les méthodes scientifiques dues au génie d'un autre grand Français, notre grand Pasteur. L'application de ces méthodes permit à un médecin allemand, Koch, de découvrir le bacille de la tuberculose. Cette découverte vint appuyer et vérifier d'une manière scientifique et indéniable l'opinion de Villemin.

Il était impossible, je crois, de ne pas rendre, en passant, à la science française, l'hommage qui lui est dû.

Il est donc établi actuellement, d'une manière irréfutable, que la tuberculose est une maladie infectieuse, endémique et contagieuse : *endémique,* c'est-à-dire permanente, à développement constant; *contagieuse,* c'est-à-dire transmissible d'un malade à un individu sain sous certaines conditions que je vous exposerai tout à l'heure.

Infectieuse, c'est-à-dire qu'elle est causée par un microbe. Peut-être n'est-ce pas inutile que je vous rappelle ce qu'on entend par ce terme.

On appelle *microbe,* tous les organismes inférieurs de structure élémentaire, qui ne peuvent être vus sans le secours du microscope, donc des êtres infiniment petits, infiniment simples, mais vivant, se reproduisant. Où faut-il les classer dans l'échelle des êtres ?

Les uns sont des parasites du règne animal : sporozoaires ou infusoires.

Les autres sont des végétaux : moisissures, levures.

Enfin de nombreux microbes sont d'une telle simplicité de structure, qu'on ne sait trop où les classer. On tend à les ranger à l'extrême limite du règne végétal : ce sont les *bactéries.*

Le *bacille,* découvert par le Dr Koch, est une bactérie. C'est une petite masse de substance vivante extrêmement ténue, se présentant sous le microscope sous la forme d'un mince bâtonnet. Dans une tête d'épingle on pourrait en loger des centaines. Et pourtant ce bacille, ce microbe, cet infiniment petit, est un des ennemis les plus redoutables du genre humain. Arriver à le vaincre, à triompher de lui, comme on est parvenu à le faire pour le bacille de la diphtérie, dépasserait en résultats les plus belles victoires.

Comment, direz-vous, un être aussi minuscule, un parasite aussi infime, peut-il arriver à produire dans notre organisme de si graves lésions et, le propageant d'un individu à un autre, porter une si grave atteinte à la race humaine.

En se multipliant il détermine des lésions qui sont produites par sa présence même au sein des tissus et il porte, en outre, une grave atteinte à la vitalité de tout l'organisme par les produits nocifs, les *toxines* qu'il élabore. L'extension lente, mais continue, des lésions ainsi créées par le bacille aboutit parfois à la destruction complète d'organes importants, comme les poumons.

L'organisme se défend, il essaye d'enfermer le parasite, l'ennemi, produisant autour de lui un petit amas de cellules modifiées qui constitue ce que nous appelons le *follicule tuberculeux*. Ces follicules, par leur agglomération, forment, suivant le cas, la *granulation* ou le *tubercule ;* d'où le nom de tuberculose.

Je n'ai pas l'intention de vous décrire ni la constitution du tubercule, ni l'évolution des lésions variées que peut produire le bacille de Koch, introduit dans un organisme humain. Je vous rappellerai seulement un certain nombre des maladies qui sont causées par ce microbe, les principales, celles que vous connaissez tous, la *coxalgie*, arthrite tuberculeuse de la hanche, la *tumeur blanche* du genou et toutes les *arthrites* et toutes les *ostéites* qui atteignent surtout les enfants et les adolescents ; le *mal de Pott*, tuberculose des vertèbres ; la *méningite tuberculeuse*, si redoutée de toutes les mères ; la *pleurésie ;* la *péritonite.*

Il n'y a pas d'organe, pas de tissu qui ne puisse être le siège d'une lésion bacillaire.

Mais de toutes les lésions, de toutes les déterminations pathologiques que peut créer le bacille de Koch, la plus importante est sans contredit la TUBERCULOSE PULMONAIRE. C'est d'abord la plus importante, parce que c'est de beaucoup la *plus fréquente*. Je vous ai dit, tout à l'heure, que sur 57.000 décès qui s'étaient produits à Paris, dans le cours de l'année 1884, 14.206 avaient eu pour origine la tuberculose en général. Parmi ces 14.000 et quelques décès dus à la tuberculose, 10.702 s'inscrivaient à l'actif de la tuberculose pulmonaire.

Si elle est la plus fréquente elle est aussi la *plus dangereuse* au point de vue de la dissémination du germe. Et voici comment.

Dans le cas d'une lésion ganglionnaire, osseuse, articulaire, pleurale, péritonéale, la tuberculose reste longtemps *fermée,* c'est-à-dire que les germes restent enfermés dans les tissus.

Si ces tuberculoses se transforment en *tuberculoses ouvertes,* c'est-à-dire donnant issue hors de l'organisme au germe initial, nous en sommes tout de suite et très sûrement avertis par la constitution d'un abcès, d'une ulcération, d'une fistule.

Avertis, nous pouvons prendre des précautions et si nous sommes prudents, si nous observons bien les règles de l'asepsie et de l'antisepsie, nous pouvons espérer nous garantir aisément contre les bacilles provenant du malade, qui le plus souvent aussi est immobilisé par sa maladie et ne pourra pas, de ce fait, transporter partout le danger de la contagion.

Il en est tout autrement de la tuberculose pulmonaire. Le tubercule que je vous ai décrit tout à l'heure comme une réaction de défense de l'organisme va, un jour ou l'autre, se fondre, se *caséifier*, comme disent les médecins, s'ulcérer et rejeter son contenu rempli de bacilles dans les bronches, pour être expulsé au dehors dans les crachats. Etant donné la petitesse, la ténuité du germe, il y en aura non seulement dans les crachats, mais même dans les particules de salive, projetées dans l'air environnant le malade, à l'occasion des quintes de toux, des éternuments et même par le fait seul de la parole.

Ajoutez à cela que le moment où la tuberculose pulmonaire, de fermée qu'elle était, se transforme en tuberculose ouverte, c'est-à-dire en foyer de dissémination permanente de germes morbides, est impossible à préciser. Pensez que même en ce moment le malade continue en général à vaquer à ses occupations, qu'il parlera peut-être devant le même appareil téléphonique, où vous viendrez parler quelques minutes après, qu'il aura toussé et bien souvent craché toute la journée dans le compartiment où vous voyagerez la nuit. Pensez que s'il meurt 10.000 tuberculeux pulmonaires à Paris, dans un an il doit circuler dans les rues de la capita, dans ses tramways, dans le Métropolitain des milliers et des milliers de tuberculeux. Comment ne pas être effrayés des occasions multiples et diverses où nous nous trouvons forcément en proie à la contagion.

Comment aussi, avertis, être assez insouciants pour ne pas essayer de restreindre les causes de contamination. Car des mesures efficaces existent (je vous les exposerai tout à l'heure) qui peuvent arriver à diminuer les chances de dissémination du bacille.

Mais il faut, pour qu'elles puissent produire leur effet, que la nécessité de ces mesures soit comprise d'abord par le malade, par son entourage, par tout le monde.

Une objection doit, en ce moment, s'élever dans l'esprit de la plupart d'entre vous. C'est celle-ci : Puisque ce bacille est si dangereux, puisque d'autre part il est journellement si répandu dans tous les lieux où nous vivons, pourquoi ne sommes-nous pas tous tuberculeux ? A cela, je pourrais vous répondre qu'une théorie qui tend chaque jour de plus en plus à prévaloir, admet que, si la tuberculose n'est pas en évolution, en poussée évolutive chez nous tous, elle serait du moins en puissance chez la plupart d'entre nous, et cette imprégnation par le germe tuberculeux est décelable par des procédés scientifiques, ce qui rend cette théorie très vraisemblable. Et cela peut aussi fortifier en vous la conviction de la curabilité de la tuberculose, puisqu'il faudrait admettre que presque tous nous avons été peu ou prou, sinon des tuberculeux du moins des bacillaires.

Et puis, tous les bacilles que nous absorbons ne sont pas également *virulents*, c'est-à-dire, si vous voulez, vivant d'une entière vitalité et aptes à se multiplier et à infecter l'organisme inoculé.

En effet, si le bacille de Koch résiste admirablement à la dessication, comme la plupart des microbes, il est tué rapidement par le soleil, la grande lumière. L'obscurité, l'humidité lui sont au contraire très favorables. Ce sont même là des faits bien établis, utiles à retenir pour la lutte contre la maladie.

Enfin, vous n'ignorez pas que si on dépose une graine sur le sol elle ne s'y développera pas forcément. Il faut qu'elle y trouve certaines conditions favorables, lui permettant de vivre et d'évoluer. Tombée sur un sol réfractaire, elle ne germera pas. Il en est de même pour le bacille. En regard du bacille et de sa virulence, il y a le *terrain* et la résistance du sol. Si l'organisme est fort, vigoureux, possédant tous ses moyens de défense, il résistera victorieusement et le germe ne pourra pas prendre racine. Cette image est pour nous si vraie, que nous employons couramment ce mot de terrain comme synonyme du milieu organique, où est appelée à se développer une infection quelconque bacillaire, ou autre.

Avant de vous montrer comment on peut arriver à se défendre contre le bacille tuberculeux, il est nécessaire, je crois, de vous retracer en quelques mots quelle est l'ÉTIOLOGIE de la maladie en d'autres termes quelles sont les voies d'apport du bacille dans l'organisme et quelles sont les conditions qui favorisent son développement.

C'est essentiellement par les CRACHATS des tuberculeux pulmonaires que la tuberculose se propage et s'étend chaque jour, frappant surtout dans le voisinage immédiat du malade, dans sa propre famille, mais pouvant aussi infecter d'autres personnes malgré un contage beaucoup moins direct. Le crachat, ne l'oubliez pas, c'est là le danger primordial.

Il est démontré que l'air expiré ne contient pas le bacille. Seuls les crachats ou les suppurations bacillifères sont dangereux. De ces dernières nous avons dit qu'on arrive assez aisément à se défendre. Les crachats, au contraire, seront répandus partout tant que l'éducation de tout le public ne sera pas faite, tant que chacun ne sera pas bien pénétré de toute l'importance de leur destruction immédiate. Le crachat projeté sur le sol, dans les voitures publiques, sur le plancher de l'atelier, dans tous les lieux où le malade se rend pour son travail ou pour son plaisir, se mêlera, après dessication, à la poussière de l'atmosphère. Et il faut savoir que les bacilles une fois desséchés, mêlés à ces poussières, y gardent longtemps leur virulence pendant des mois et même des années.

Or il est aussi démontré que c'est surtout par les voies respiratoires, en inhalant les poussières chargées de bacilles que nous contractons la tuberculose.

On peut aussi, il est vrai, contracter la tuberculose par l'absorption d'*aliments tuberculeux*.

Et c'est encore à un savant français, Nocard, que revient l'honneur d'avoir soutenu victorieusement contre les théories allemandes la théorie de l'unité des tuberculoses bovine et humaine.

Par le *lait* provenant d'une vache tuberculeuse un jeune enfant peut être infecté. D'où la nécessité de faire bouillir longuement le lait. Il suffit d'une vache atteinte de mammite tuberculeuse ulcérée, pour infecter tout le lait d'une vacherie recueilli dans les mêmes récipients.

Le danger est moins grand pour la *viande* de boucherie et la surveillance dans les abattoirs municipaux plus facile.

On peut aussi s'infecter par l'absorption d'*aliments souillés* par le contact de mains contaminées de produits bacillaires.

Mais pour certaine que soit la contagion par les voies digestives elle est sûrement bien plus rare que la contagion par les voies respiratoires. Ce sont les poussières chargées de particules de crachats desséchés qui sont, je le répète encore, la plus grande cause de propagation du germe tuberculeux.

Mais puisqu'il est si répandu, pourquoi la contagion épargne-t-elle les uns et frappe-t-elle les autres soumis aux mêmes dangers.

Ici intervient le terrain.

« Semez sur le roc, disait dans ses leçons le professeur
« Trousseau, vous n'aurez pas de récolte ; semez sur le
« terreau vous en aurez une abondante. »

Quelles sont les *causes qui préparent le terrain* et favorisent le développement de la tuberculose ?

La réceptivité individuelle peut être *innée*, c'est-à-dire qu'on peut l'apporter en naissant.

La transmission directe du germe à l'enfant par une mère tuberculeuse est scientifiquement démontrée, mais elle est rare. Très fréquente, au contraire, presque constante, peut-on dire, est la prédisposition des fils de tuberculeux vis-à-vis du bacille de Koch.

En un mot si on n'hérite pas de la graine, ou rarement, on hérite presque sûrement du terrain.

Cette triste constatation est une raison de plus de lutter contre ce terrible mal qui, non content de frapper le malade lui-même, l'atteint encore dans sa descendance.

La réceptivité innée peut aussi, il est vrai, être le fait d'autres maladies des ascendants, parmi lesquelles je vous citerai la syphilis.

Enfin je ne saurais trop insister sur les dangers que l'*alcoolisme* du père fait courir à ses enfants. Les fils d'alcooliques sont un terrain tout préparé pour la tuberculose. Le vice du père est puni trop souvent par la mort des innocents. C'est une raison de plus et non des moindres, de souhaiter voir cette abjecte passion prochainement entravée.

La réceptivité n'est pas toujours innée. Elle peut être *acquise*. Un mauvais terrain peut être labouré.

Toutes les maladies s'accompagnant d'infection bronchique peuvent agir dans ce sens : grippe, rougeole, coqueluche qui trop souvent sont l'occasion d'une infection tuberculeuse qui s'installe sournoisement à leur suite.

Ici encore l'alcoolisme joue un rôle considérable. Il est prouvé scientifiquement, expérimentalement que l'alcool facilite l'infection tuberculeuse et aggrave les conditions de développement de cette affection, mais l'intoxication éthylique n'agit pas seulement par les modifications qu'elle produit dans tous les tissus, par le ralentissement des échanges nutritifs. L'anorexie, les troubles digestifs que détermine l'alcoolisme vont aussi intervenir dans la prépation du terrain en l'affaiblissant progressivement.

D'autre part, pour satisfaire son vice, ce père de famille fuyant son foyer restera pendant de longues heures de nuit à gaspiller devant une table de café, dans une atmosphère enfumée et malsaine, certainement contaminée par un autre buveur, à épuiser son reste de vigueur en dépensant ce qu'il aura péniblement gagné dans la journée. De ce fait diminution des ressources de la famille, misère installée au foyer, alimentation réduite à la table de famille et c'est toute la maisonnée qui souffrira, patira et sera prête à recevoir et à cultiver le germe rapporté du cabaret par le père coupable.

Et voilà comment l'alcoolisme prépare le lit à la tuberculose.

Ajoutez à cela que la tuberculose pulmonaire de l'alcoolique est particulièrement difficile à guérir. Un alcoolique phtisique peut être considéré comme incurable, à tel point que l'alcoolisme est une cause d'élimination absolue des sanatoriums populaires allemands, même s'il s'agit d'une tuberculose au début qui chez un autre pourrait être considérée comme guérissable, car il faut qu'on se pénètre bien de cette vérité : la TUBERCULOSE EST GUÉRISSABLE. Le professeur Grancher a même pu dire qu'elle était la plus guérissable des maladies chroniques.

La tuberculose pulmonaire est guérissable et nombreux sont les cas de tuberculose constatés à l'autopsie de vieillards morts de toute autre maladie ou accidentellement. Elle est même guérissable souvent par les seuls moyens de défense de l'organisme, à tel point que son identité aura pu passer inaperçue.

La phtisie est curable à toutes ses périodes, même dans ses périodes les plus avancées.

Mais il va sans dire qu'elle guérira surtout à la période du début, alors que les lésions sont encore peu accusées, peu profondes, localisées. D'où la nécessité de dépister la maladie le plus tôt possible.

C'est malheureusement un des diagnostics les plus difficiles en face desquels un médecin se trouve placé. Les médecins ont appelé au secours des simples moyens habituels de la clinique, l'investigation par les rayons X, les réactions dues à l'inoculation de la tuberculine soit dans le tissu cellulaire, soit dans le derme, soit encore à la surface de la conjonctive oculaire. La certitude ne peut provenir que de la constatation du bacille dans les crachats. Mais sa non découverte ne peut suffire à affirmer qu'il ne s'y cache pas. Faudra-t-il tout de même traiter ce malade suspect comme tuberculeux. Ici se pose un grave problème pour le médecin. Doit-il faire part de ses craintes à son malade ? Et si le bacille a dévoilé son existence dans les crachats faut-il sans ménagements trop prolongés lui faire connaître la vérité ?

Nous répondrons catégoriquement oui, parce que nous sommes convaincus de la curabilité de la tuberculose, et que nous espérons que cette conviction passera bientôt, grâce à votre propagande, dans tous les esprits.

Quel est LE TRAITEMENT de la tuberculose pulmonaire ?

Nous sommes obligés de reconnaître que nous ne possédons pas encore de *médication spécifique*, c'est-à-dire agissant directement sur le germe.

Lorsque le Dr Koch, il y a quelques années, continuant à appliquer les méthodes de Pasteur, crut avoir trouvé dans la *tuberculine* le sûr moyen de triompher du mal, il y eut dans le monde entier un moment d'espérance. Hélas ! le savant allemand s'était trop hâté de chanter victoire. Sa tuberculine était une arme à deux tranchants d'un maniement si difficile, qu'elle a causé bientôt plus de victimes qu'elle n'a amélioré de malades. Aussi, après l'enthousiasme du début, le traitement par la tuberculine fut-il vite abandonné.

Depuis quelques années on a repris avec prudence l'emploi de la tuberculine de Koch ou d'autres tuberculines basées sur le même principe.

Pour l'instant on ne peut enregistrer encore que des résultats incertains, insuffisants pour permettre d'affirmer qu'on a vraiment entre les mains une arme permettant de lutter victorieusement contre le bacille et contre la maladie qu'il engendre.

Il est vraisemblable cependant que ces recherches porteront un jour leur fruit, car là est la véritable médication scientifique.

En attendant la cure de la tuberculose est basée surtout sur les principes suivants : rendre à l'organisme infecté toutes les ressources qui peuvent lui permettre de lutter victorieusement contre le mal, en un mot modifier le terrain et le rendre impropre à la pullulation du bacille.

Certes il ne manque pas dans la thérapeutique de médications pouvant aider l'organisme dans cette lutte. Nous ne nous y arrêterons pas ici. C'est l'affaire du médecin de s'en servir judicieusement.

Mais il faut que vous sachiez bien que toutes ces médications ne pourront avoir leur plein effet que si le malade est mis dès l'abord dans des conditions hygiéniques excellentes.

Ces conditions, certains favorisés de la fortune pourront les créer partout. Mais la grande majorité des malades ne pourra guère les trouver que dans ce qu'on appelle un *sanatorium*.

C'est dans le sanatorium que le tuberculeux devra aller chercher la cure au grand air, le repos physique et moral, une alimentation judicieusement réglée et enfin apprendre cette discipline indispensable, grâce à laquelle il pourra, après un exil de quelques mois, sinon guéri du moins le plus souvent très amélioré, reprendre sa place dans la société sans être un danger permanent pour les êtres chers qui l'entourent et pour tous ses concitoyens.

Le sanatorium doit autant que possible être installé dans un climat tempéré. La brume, le vent sont des contre-indications. Si possible il sera installé à une certaine altitude. Mais il faut bien s'assurer qu'en définitive toutes les régions, tous les départements de la France peuvent convenir à l'installation d'un sanatorium.

Il est à souhaiter que toutes les pièces du sanatorium soient aussi claires que possible et largement aérées. Le soleil tue les germes et l'air est indispensable aux poumons des malades. Mais, je vous le répète, cela peut s'organiser partout.

Dans le sanatorium la vie du malade doit être presque végétative : séjour au lit prolongé dans des chambres très aérées, cure de repos prolongée pendant des heures chaque jour, sur des lits ou des chaises longues, sous des galeries appropriées à cette cure par leur exposition.

L'alimentation sera saine et copieuse, sans toutefois tomber dans les excès de la suralimentation à outrance, qui peut avoir des résultats tout contraires à ceux qu'en attendent certains malades. Avec le grand air, la bonne alimentation, la quiétude physique et morale, le tuberculeux devra trouver au sanatorium la *discipline*.

S'il veut guérir, il est nécessaire qu'il soit un malade discipliné, qu'il comprenne et accepte cette discipline comme une nécessité et peut-être comme le plus grand bienfait du sanatorium. Elle a pour raison et pour but l'application des règles d'hygiène sans lesquelles rien ne saurait être entrepris pour la cure de la maladie et contre la propagation de la tuberculose.

Le malade devra toujours avoir à sa portée un crachoir, aussi aisément stérilisable que possible.

Dans ses promenades, il devra prendre l'habitude de ne jamais se séparer d'un crachoir de poche, également stérilisable. N'oubliez pas que jamais un tuberculeux ne doit cracher dans son mouchoir : rien n'est aussi dangereux.

Le malade apprendra au sanatorium à discipliner sa toux, à tousser le moins possible et seulement pour le rejet de son expectoration. Ainsi il ne fatiguera pas ses poumons inutilement et évitera de projeter, autour de lui, ces particules de salive chargées de bacilles dont je vous ai signalé tout le danger.

Il apprendra aussi à utiliser le thermomètre et la balance pour suivre l'évolution de sa maladie. Il pourra ainsi plus tard, rendu à la vie commune par certaines précautions prises en temps voulu, éviter bien souvent une rechute du mal.

C'est encore au sanatorium que le tuberculeux apprendra à connaître l'hygiène de la maison en même temps que l'hygiène de l'individu, qu'il prendra le goût de la vie au grand air. L'alcoolique y oubliera peut-être définitivement son vice.

Toutes les bonnes habitudes prises au sanatorium, où il aura retrouvé la santé, le tuberculeux les rapportera dans son intérieur et dans sa vie habituelle, au grand bénéfice de sa famille et de toute la société.

Voilà esquissés, en quelques mots, les principaux avantages de la cure au sanatorium.

Il est indispensable que celui qui en veut obtenir un résultat complet en ait la compréhension, qu'il ait en outre la volonté et le ferme désir de guérir, car un phtisique découragé est un phtisique perdu : on ne sauve que ceux qui ont foi dans la guérison.

Il n'est pas inutile de dire ici que le sanatorium, à cause de l'observation des règles d'hygiène, n'est nullement un danger pour les populations *avoisinantes*. Il est infiniment moins dangereux pour un village d'avoir près de lui, à quelques centaines de mètres, un sanatorium avec de nombreux malades, que de recevoir dans une de ses chaumières un de ces tuberculeux que je pourrais appeler honteux, venu y chercher incognito et à peu de frais l'air qu'on lui a dit nécessaire à ses poumons.

Mais si la tuberculose est curable elle est aussi *évitable* et mieux vaut encore, cela est certain, échapper au danger que d'avoir à lutter avec un ennemi trop souvent vainqueur.

Comment organiser cette lutte contre la contagion ? Les moyens sont nombreux.

Les *Allemands* qui, il faut le reconnaître, nous ont devancés dans la lutte entreprise contre le fléau, par l'organisation d'un système d'assurances contre la maladie, sont arrivés à développer dans tout le territoire de nombreux sanatoriums installés avec l'ordre et la méthode qu'ils apportent dans toutes leurs entreprises. Ils ont réussi à abaisser la mortalité, pour dix mille habitants, en vingt ans, de 31.1 à 22.7, soit une économie de 840 vies humaines par million d'habitants dans une année. L'étude de ces organisations m'entraînerait trop loin, qu'il me suffise de vous en avoir donné les résultats enviables.

En *Angleterre*, où nous avons été aussi devancés, la mortalité pour dix mille habitants a été abaissée de 18 à 13.6, soit 440 décès de moins pour un million d'habitants dans la seule vingtième année.

Le système anglais insiste surtout sur la construction de maisons salubres pour les classes pauvres, sur la démolition et la reconstruction des maisons insalubres, sur la surveillance, l'inspection des maisons ouvrières.

En France, bien que nous ayions déjà entrepris quelques efforts dans ce sens, il faut avouer qu'il nous reste beaucoup à faire. L'hygiène de nos villes, l'hygiène de nos habitations réclament encore de nombreuses améliorations.

La création d'espaces libres, de jardins, de grandes voies à la place de quartiers insalubres démolis s'impose. Trop de nobles et grandes cités en partie détruites par nos sauvages adversaires seront, hélas, à reconstruire dans quelques mois. Il est certain que les pouvoirs publics ne manqueront pas de s'inspirer de toutes les notions de l'hygiène dans l'ordonnance des cités renaissantes.

Pour la construction, l'agencement des maisons d'habitation il faut que nos architectes donnent partout libre accès à l'air et à la lumière. « Quand l'air et le soleil ne pénètrent pas dans une maison, le médecin y entre souvent », dit un proverbe persan.

Si on doit proscrire les *logements sombres* on doit aussi éviter l'*encombrement*. La promiscuité dans des chambres servant à tous les usages multiplie les chances de la contamination.

Imitons les Anglais, nos alliés, dans leur goût du grand air, des logements commodes et spacieux, dans leur amour de la stricte propreté.

La *malpropreté* est malheureusement encore trop répandue en France et nous autres, médecins, nous en avons trop souvent la preuve sous les yeux. Il convient de la poursuivre partout où on la rencontre. La malpropreté crée le taudis. N'oubliez pas que le « taudis est le pourvoyeur du cabaret », a dit Jules Simon, et le cabaret engendre la phtisie. Même dans nos maisons luxueuses l'hygiène est trop souvent méconnue. Est-il nécessaire de vous parler des *courettes* intérieures où, par leurs tapis et leur linge sale secoués, les divers étages échangent leurs microbes. Faut-il vous demander dans quelles conditions déplorables sont souvent logés les domestiques, même dans les plus riches quartiers. Nous voyons tout cela nous, médecins, et nous voyons aussi souvent la tuberculose descendre de ces petites mansardes dans les appartements du riche. Est-il nécessaire encore de vous signaler l'insalubrité des loges de concierge. Les règles de l'hygiène doivent être encore plus strictement, plus sévèrement observées dans les locaux publics, dans les ateliers, dans les bureaux. Les occasions de contage y sont plus fréquentes. Il est de toute nécessité qu'il soit interdit de cracher par terre sous peine de sanctions, que des crachoirs d'accès facile y soient installés. Il faut absolument proscrire le balayage à sec et l'époussetage qui doivent être remplacés par l'usage de la sciure humide et de la serpillière mouillée.

Par la création de sanatorium, par la réglementation des conditions de salubrité des villes et des habitations, par la surveillance de l'hygiène dans les locaux publics et dans les ateliers, par l'obligation de la désinfection enfin, les pouvoirs publics peuvent intervenir utilement, certes, dans la lutte contre la tuberculose.

Mais il faut bien s'assurer que rien ne sera fait d'utile sans la bonne volonté de chacun, avant qu'on ait fait entrer dans l'esprit de tous les notions aujourd'hui admises par tous les médecins.

« Réclamer l'intervention des pouvoirs publics, a dit
« Brouardel, des législateurs et des administrateurs avant
« que l'opinion publique ne soit en parfaite concordance
« avec les hygiénistes, serait faire une œuvre stérile.
« Quand une loi intervient dans des habitudes journalières
« consacrées par de longues traditions, si celui qui la doit
« appliquer n'en connaît pas les raisons impérieuses elle
« n'est pas observée. »

D'ailleurs il est toute une partie de la lutte contre la tuberculose, où les pouvoirs publics ne sauraient intervenir.

S'il est à désirer que l'autorité du législateur appuie d'une sanction l'interdiction de cracher par terre, il est aussi à souhaiter que les directeurs d'ateliers disposent dans leurs locaux les crachoirs indispensables. Mais il est surtout nécessaire que le public ne voit pas là une mesure vexatoire, qu'il comprenne que le crachat lancé par terre par le tuberculeux n'est pas seulement un acte malpropre mais un danger.

Cracher par terre est une coutume dégoûtante et dangereuse; le jour où elle aura disparu la tuberculose décroîtra rapidement.

Comment l'état pourrait-il intervenir dans l'*hygiène familiale*. Il faut que les parents comprennent la nécessité d'élever leurs enfants hygiéniquement, de les faire vivre au *grand air* le plus possible, de les fortifier, de les aguerrir. Ainsi beaucoup d'enfants éviteront ou supporteront mieux coqueluche, rougeole, grippe, toutes maladies, je vous l'ai dit, prédisposant à la tuberculose.

Pour les classes pauvres, pour les enfants chétifs prédisposés à la tuberculose, il est à souhaiter que se développent de plus en plus les œuvres de cure en plein air, à bon marché, les colonies de vacances, les œuvres de placement à la campagne.

Pour le *choix d'un état* il faudrait tenir grand compte des susceptibilités pathologiques. Tel jeune homme insuffisamment robuste, suivant ses parents, pour manier le rabot du menuisier ou pour pousser la charrue paternelle, ira se placer dans la ville comme garçon coiffeur ou comme garçon de café. Or voulez-vous connaître la différence de mortalité entre les métiers au grand air et ceux qui s'exercent dans un air confiné? La tuberculose tue 66 garçons de café et 47 employés de bureau pour 27 ouvriers et 11 cultivateurs. Plus que jamais après la guerre il sera désirable de voir s'arrêter cet exode de la campagne vers la ville. Si la mort glorieuse de tant de nos braves cultivateurs, là-haut dans les tranchées, exige que d'autres bras viennent pousser la charrue, ce n'est certes pas nous, médecins, qui regretterons de voir des citadins regagner les champs.

Combien ne connaissons-nous pas de jeunes gens que nous avons vu partir sur le front avec quelque inquiétude, sachant leur constitution débile, que nous avons revus quelques mois après, lors d'une permission, transformés par la vie au grand air malgré les souffrances et les privations endurées. J'en appelle à tous mes confrères qui tous, comme moi, ont dû faire de pareilles constatations.

Malheureusement si la guerre a été pour le plus grand nombre une école d'entraînement, d'où ils reviendront fiers et solidement trempés moralement et physiquement, il n'est pas moins certain que les fatigues d'une dure et longue campagne ont été pour d'autres la cause du développement d'une tuberculose contractée ou aggravée dans le service de la Patrie.

Devant l'augmentation tous les jours croissante du nombre des militaires évacués pour tuberculose pulmonaire, le gouvernement justement ému et conscient du devoir impérieux qui s'impose de lutter plus énergiquement que jamais contre le fléau, a pris immédiatement des mesures. Des hôpitaux spéciaux dits *hôpitaux sanitaires régionaux*, ont été créés en aussi grand nombre que possible dans toutes les régions. Là les militaires atteints, après avoir été minutieusement sélectionnés par les médecins de secteur, trouvent à la fois les soins que nécessitent leur état et ne peuvent devenir un danger pour les autres malades non tuberculeux. Ces hôpitaux sanitaires régionaux sont installés, bien entendu, suivant les règles établies pour les sanatoria, dont je vous ai parlé tout à l'heure.

Beaucoup de militaires y pourront rétablir leur santé compromise du fait de la guerre. Ils sortiront de là les uns guéris, les autres très améliorés. Une réforme temporaire achèvera de consolider la guérison des premiers. Les autres iront dans une station sanitaire achever leur guérison en attendant leur réforme.

En effet, une convention intervenue entre le département de la Guerre et celui de l'Intérieur prévoit la création de formations sanitaires qui sous le nom de *stations sanitaires*, seront établies dans chaque région sous la direction préfectorale, où les militaires réformables continueront à être traités et à recevoir l'*éducation antituberculeuse* indispensable avant d'être rendus à la vie civile. Déjà un certain nombre de ces stations sanitaires fonctionnent. D'autres sont en voie d'installation.

Comme vous le voyez, c'est tout un vaste système d'organisation antituberculeuse qui vient d'être créé, qui se développe rapidement, qui rend déjà les plus grands services, qui en rendra de plus grands encore, car ces formations sanitaires plus ou moins modifiées sont destinées, nous en sommes convaincus, à survivre après la guerre. C'est en somme l'amorce de toute une vaste organisation sociale de la lutte antituberculeuse.

Mais malgré l'énergique impulsion donnée par les pouvoirs militaires et civils à leur installation, ces formations ne peuvent être encore que trop peu nombreuses. Leur nombre croît chaque jour.

Bien que dès maintenant les militaires tuberculeux puissent être assurés d'y être soignés pendant de longs mois il faut prévoir leur sort au sortir de ces sanatoria.

Ajoutez à cela que nombreux sont ceux qui aspirent, par un désir très légitime, à reprendre leur place au foyer familial qu'ils ont quitté depuis de longs mois pour le service de la Patrie.

Il est impossible de ne pas donner satisfaction à ce désir. Personne en France n'acceptera jamais que l'on fasse du tuberculeux un paria. Il est légitime que l'on prenne contre lui des moyens de défense mais sans porter aucune atteinte à sa liberté, à sa vie familiale et sociale.

C'est à ce moment, à l'heure où le militaire réformé rejoint son foyer, que commencera la tâche du *Comité départemental d'Assistance aux Militaires Tuberculeux*.

Résumons en quelques mots le but que cette œuvre aura à poursuivre et les moyens dont elle pourra disposer.

Le but est triple :

1º Assurer aux militaires réformés pour tuberculose l'assistance dont ils peuvent avoir encore besoin.

2º Préserver les milieux familiaux et autres.

3º Utilisation des tuberculeux améliorés ou guéris.

Tels sont, rapidement exposés, les buts poursuivis.

Par quels moyens le Comité départemental d'Assistance aux Militaires tuberculeux peut-il espérer obtenir ces résultats.

Des *délégués* auront pour mission de se rendre compte des conditions d'existence du réformé et de sa famille et de prendre immédiatement les mesures nécessaires.

Si le malade ne se trouve pas dans des conditions suffisantes il faudra lui assurer, le plus rapidement possible, son placement dans une formation hospitalière et il est à souhaiter que bientôt des hôpitaux de tuberculeux soient installés dans chaque département. J'ai dit déjà que pareille installation pouvait se faire partout.

Si le malade ayant encore besoin de soins peut mener sans danger la vie familiale, des visiteurs ou *visiteuses* s'assureront par des visites fréquentes, quotidiennes, autant que possible, de l'observation des règles d'hygiène, continuant l'œuvre commencée dans l'hôpital et dans la station sanitaire. C'est une œuvre toute de dévouement qui peut tenter bien des Françaises.

Il est à désirer que les ressources du Comité lui permettent d'installer rapidement des *dispensaires antituberculeux* au moins dans les grands centres et si possible dans les centres de moindre importance.

Dans ces dispensaires seraient assurés l'examen médical du tuberculeux et de sa famille, la distribution des médicaments, la désinfection des objets contaminés.

Le dispensaire antituberculeux organe de prophylaxie, de préservation sociale, est une institution française due au Dr Calmette, directeur de l'Institut Pasteur de Lille. Il est appelé a rendre les plus grands services dans la lutte contre la tuberculose.

Malgré le patronage de leur création par des personnalités telles que MM. Léon Bourgeois, Alexandre Ribot, Siegfried, Strauss, on pouvait regretter au Congrès de l'Assistance d'Hygiène sociale du mois de juin 1914, qu'il n'y eut encore en France que *quarante-six* dispensaires antituberculeux.

Nous sommes assurés que l'élan donné par la guerre à cette grave question de la lutte antituberculeuse va nous permettre de voir bientôt se multiplier ces dispensaires sur tout le territoire.

Enfin on devra, lorsque le moment sera venu, aider le malade rendu à la santé à trouver une occupation, un travail conforme à son état, pour le plus grand bénéfice du Pays qui, au jour de la paix, aura tant besoin de l'effort de tous.

Ainsi que je l'ai déjà dit il sera, autant que possible, transplanté et retenu aux champs. Mais le travail, pour les débuts tout au moins, devra être dosé, mitigé par des cures de repos. Car la maladie est à longue échéance, sujette aux rechutes. Il faudra donc que le tuberculeux rendu au travail continue à être soutenu pour ne pas s'épuiser à ce premier effort.

Voilà très rapidement esquissé ce que doit être l'œuvre entreprise. J'espère vous en avoir fait comprendre toute l'utilité et la nécessité. Vous pouvez être assurés que sous le haut patronage de M. le Préfet de Vaucluse, sous la direction de son président, votre vénéré concitoyen M. le Dr Pamard, le Comité d'Assistance aux Militaires tuberculeux du département saura mener à bien la tâche entreprise.

Cette tâche doit être non seulement un devoir de reconnaissance vis-à-vis des blessés de la tuberculose, mais aussi un devoir social et ce devoir, comme il arrive bien souvent, porte en lui-même sa récompense, ainsi que le dit si bien M. le professeur Grasset dans un article récent sur la lutte antituberculeuse avant et après la guerre : « A tous il faut faire comprendre que l'inobservation de ce grand devoir social compromet gravement non seulement la santé et la vie d'un groupe énorme de nos concitoyens les plus intéressants, mais encore la santé et la vie de la société tout entière. En soignant convenablement ses tuberculeux, un pays se soigne et se préserve lui-même; il fait une bonne action et un bon placement. »

Mais est-il besoin de parler d'autre chose que de devoir vis-à-vis d'une grande et noble tâche dans un pays dont les soldats ont fait à Verdun l'admiration du monde entier en luttant pour un idéal de justice et d'honneur et en se sacrifiant pour la grandeur de notre noble Patrie.

Comme les blessés de guerre les blessés de la tuberculose ont droit à toute notre reconnaissance. Il faut que cette guerre ait servi à nous rendre meilleurs.

Il faut que les sacrifices acceptés en commun, que la mort des plus vaillants de nos soldats, que les souffrances des blessés et des malades aient développé jusqu'au dernier degré tous les sentiments de solidarité.

Il faut que dès maintenant nous nous efforcions de rendre encore plus unie et meilleure cette France qui a déjà mérité de sortir de l'épreuve plus grande et plus forte.

La conférence terminée, le docteur Pamard prend la parole et dit :

MESDAMES,
MESSIEURS,

Je vous remercie de vous être dérangés aujourd'hui en aussi grand nombre, par un temps pareil. Vous ne le regrettez certainement pas, et je suis sûr d'être votre interprète, en adressant nos remercîments à notre savant conférencier. Il vous a appris ce qu'est la tuberculose, quelle en est la cause et comment elle se propage. Il nous a montré l'énorme danger qu'elle fait courir au pays, danger que la guerre devait fatalement faire accroître. Il nous a enseigné les moyens de lutter contre le fléau et fait entendre cette parole consolante : la tuberculose est toujours curable, quand elle est bien soignée. N'oublions pas ce qu'il a dit de l'influence de l'alcoolisme sur le développement du danger ; souhaitons que la République française ait le courage de faire ce qu'a fait l'Empereur de Russie.

Le Comité d'Assistance aux Militaires Tuberculeux a l'intention de faire le plus de bien qu'il pourra. Pour faire quelque chose, il faut qu'il puisse compter sur votre appui ; il faut aussi que vous veniez à son aide. Il vous prie donc de ne pas oublier, qu'il a un trésorier, que ce trésorier modèle est M. Pons, directeur de la Succursale de la Banque de France, lequel sera heureux de recevoir votre offrande.

Le Comité Vauclusien d'Assistance aux Militaires Tuberculeux fait appel à la générosité de ses concitoyens. Ceux qui voudront bien devenir ses collaborateurs seront :

les membres bienfaiteurs, qui auront donné 500 fr. ou une somme supérieure ;

les membres fondateurs, qui donneront 200 fr. ou s'engageront à donner 20 fr. par an ;

les membres participants, qui verseront 10 fr. par an ou qui rachèteront leur souscription en versant 100 fr. ;

les souscripteurs, qui verseront une somme inférieure.

AVIGNON, IMP. AUBANEL FRÈRES.

IMP. AUBANEL FRÈRES.

www.ingramcontent.com/pod-product-compliance
Lightning Source LLC
Chambersburg PA
CBHW060502200326
41520CB00017B/4887